Table des matières

Introduction

Le combat contre la dépression est difficile et éprouvant, mais on peut le gagner. Ce livre est conçu et basé sur des méthodes éprouvées et efficaces dans le traitement de la dépression. C'est toutes les techniques que j'ai utilisé et que j'ai vu de nombreuses personnes appliquer avec succès, mais c'est à vous de décider de faire confiance à mes méthodes. Je vous exhorte à me suivre et à essayer les méthodes que je vous invite à découvrir dans les chapitres suivants, car elles vous aideront à vous libérer de la dépression une fois pour toutes.

Il peut arriver à tout le monde d'être déprimé, peut être parce qu'ils n'ont pas eu l'augmentation de salaire qu'ils estimaient mériter ou ils ont été lâchés par un ami à la dernière minute. Ces sentiments de tristesse et ou de rejet durent quelques heures, peut - être un jour ou deux, puis nous revenons à notre état normal. Ces variations de l'humeur ne modifient généralement pas la capacité d'une personne à vaquer à ses activités quotidiennes.

S'il est vrai que de nombreuses personnes s'estiment déprimées quand leur vie prend une tournure à laquelle elles ne s'attendaient pas, elles ne souffrent pas toujours de ce qu'un psychologue appellerait la dépression. Sur le plan clinique la notion de dépression va bien au - delà du deuil, de la déception, de la perte ou de la tristesse. Les personnes qui souffrent de cette situation sont aspirées dans un trou noir qui devient cette présence massive dans leur vie et les consument souvent pendant des semaines, des mois voire des années. Alors qu'ils essaient de se défaire de cette humeur, leur humeur profondément déprimée ne cesse d'interférer avec chaque partie de leur vie, sans aucune échappatoire. Quand d'autres s'en mêlent, ils répètent des conseils comme, «débarrasse-toi de ça!» Sans vraiment se rendre compte de la gravité de la situation.

Lorsque vous sentez dans votre for intérieur un tel désespoir, il peut être difficile de chercher de l'aide ou de croire qu'il existe un moyen de sortir de cette obscurité et bien des gens souffrant de dépression croient que leur état est permanent et qu'ils vont continuer à souffrir, quoiqu'ils fassent. C'est comme si la dépression était devenue une partie d'entre eux. Cependant, tout n'est pas perdu étant donné que pour la grande majorité la dépression peut encore être traitée et ce livre est fait pour aider tous ces gens qui veulent rejeter leur dépression, mais ce n'est pas une mince affaire car il faut être très motivé, disposé à travailler et déterminé à consacrer du temps à son rétablissement. Si vous êtes prêt à le faire, alors je crois fermement que ce livre est pour vous, et qu'il vous aidera à surmonter votre dépression.

La majorité des méthodes que je propose dans ce livre sont basées sur la thérapie cognitivo -comportementale qui est aussi appelé CBT. De nombreuses études ont confirmé que la TCC est peut - être la méthode la plus efficace pour traiter la dépression, peu importe de quel type de dépression l'individu souffre, l'idée principale étant centrée sur l'idée que nos croyances et nos pensées ont un effet dramatique sur la façon dont nous nous sentons, et c'est la façon dont nous nous sentons qui va affecter notre comportement.

J'ai fait ce livre pour vous aider à identifier vos pensées et voir comment elles sont liées à vos sentiments et à votre comportement. Il faut que vous compreniez que toutes nos pensées ne reflètent pas la réalité concrète, au contraire elles peuvent être malsaines et déformées, mais ce livre devrait vous aider à savoir quelles sont vos pensées déformées.

L'anxiété et la dépression sont souvent liées à des schémas de pensée profondément ancrés et en tant qu'êtres humains, il est parfaitement naturel pour nous de prendre note des choses qui nous entourent et qu'on généralise au reste du monde. Nos observations primitives nous préservent et nous aident à agir rapidement quand il le faut. Malheu-

reusement, il y aura des moments où nous remarquerons des choses pas vraiment utiles pour nous et c'est particulièrement vrai lorsque nous vivons une situation douloureuse dans l'enfance. Peut-être que nos parents nous ont maltraité ou ne passaient tout simplement pas assez de temps avec nous, peut - être que nous avons été victimes d'intimidation à l'école ou nous sommes issu d'une minorité sociale et avons ensuite subi le racisme des stéréotypes sociaux.

Des circonstances malheureuses peuvent vraiment nous pousser à nous lamenter sur notre sort - ou mêmes sur le monde dans lequel nous vivons. Plus nous nous trouverons dans ce genre de situations, plus nous verrons un modèle et plus nous l'observons plus nous serons confortés dans nos conclusions. L'idée centrale de la TCC est que nos humeurs, nos pensées et nos actions sont toutes connectées et l'accent est mis sur l'effet de nos pensées sur notre humeur, tout en expliquant que l'humeur dépressive nous rend moins actif qui à son tour affecte sont processus d'humeur et de pensée.

Il faut du temps pour apporter des changements notables à vos processus cognitifs, vos émotions et votre comportement. Aussi je vous invite à ne pas vous ruer sur ce livre ni vous décourager si vous ne constatez pas de changements immédiats. En fait dévorer ce livre ne vous garantira pas la guérison de votre dépression en un clin d'œil, ça pourrait même ralentir votre rétablissement car en l'absence de résultats immédiats vous pourriez tout bonnement vous sentir encore plus mal. Refuser d'admettre qu'il est temps d'acquérir de nouvelles compétences et adopter de nouvelles façons de penser réduira à néant vos efforts pour atteindre votre objectif. Je comprends que vous voulez vous débarrasser de la dépression rapidement, mais en vous y prenant posément vous obtiendrez de meilleurs de résultats à long terme.

Il y a un certain nombre d'exercices que je vous invite à essayer pour tirer le meilleur parti de ce livre et vous pouvez constater que vous avez besoin de répéter certains des exercices les plus difficiles un certain nombre de fois, il suffit de ne pas abandonner. Faites preuve de

patience et persistez dans vos progrès, ça peut prendre du temps, mais vous y arriverez.

Le livre aborde les sujets suivants en profondeur:

- Qu'est - ce que la dépression?

- Reconnaître et comprendre les symptômes de la dépression

- se Fixer des objectifs et y travailler

- Lutter contre les pensées négatives et les remplacer par des pensées   réalistes

- Vous pouvez changer

- Le temps de l'action

- La prévention des rechutes lorsque tout s'arrête

- Quand demander l'aide des professionnels

Nous vous remercions d'avoir choisi de lire ce livre et d'avoir embarqué pour ce voyage de l'âme pour devenir l'ami de votre « moi profond ».

Chapitre 1 - Qu'est - ce que la dépression?

La dépression continue de trouble psychiatrique les plus communs du monde entier et qui affectent les hommes comme les femmes à un moment donné de leur vie. La dépression est un trouble pas uniforme, car les symptômes varient d'une personne à l'autre et elle varie aussi considérablement dans la sévérité. Il existe de nombreuses causes de dépression qui peut conduire à un seul épisode ou ceux récurrents tout au long de la vie.

Plus une personne a des épisodes dépressifs au cours de sa vie plus elle est susceptible d'en avoir. Par exemple est une personne ayant connu juste un épisode dépressif a 50% -60% de chances d'en développer un second. Alternativement, si la personne a déjà connu un second épisode dépressif il y a une 70% de chance qu'elle en ait un troisième. Après avoir connu trois épisodes dépressifs les probabilités vont jusqu'à 90%, pour un quatrième et même plus.

Types de dépression

Quand les gens parlent de la dépression, ils font généralement référence à un trouble dépressif majeur; Mais ce n'est pas le seul trouble ayant des symptômes dépressifs. Voici des troubles courants dans lesquels la dépression joue un rôle majeur:

Trouble dépressif majeur

Le trouble dépressif majeur est un problème que beaucoup de cliniciens considèrent comme la dépression de type clinique ou unipolaire. C'est la forme de dépression la plus connue, le sens de unipolaire évoque ici le fait que les personnes souffrant de ce trouble ne subissent une humeur dépressive, tandis que celles ayant un trouble bipolaire connaîtront tant l'humeur dépressive que la manie.

Les symptômes du trouble dépressif majeur varient largement, par exemple, certaines personnes souffrant de cette maladie vont passer leurs journées à dormir tandis que d'autres auront du mal à s'endormir ou à rester endormi. Il est également fréquent pour les personnes ayant un trouble dépressif majeur d'avoir un rapide changement de poids soit en prenant beaucoup de poids ou en perdant beaucoup en un laps de temps. Certaines personnes atteintes de cette maladie vont également se sentir irritables ou agitées tandis que d'autres seront extrêmement fatiguées et auront du mal à se concentrer ou à se rappeler les choses.

Indépendamment de cela, certains symptômes se présentent dans la plupart des cas comme un trouble dépressif majeur, la majorité des personnes concernées trouvent qu'elles ont perdu tout intérêt pour le genre d'activités qu'elles auraient vraiment apprécié autrefois et elles se sentent comme submergées par une humeur dépressive. Les symptômes de cette maladie sont généralement si graves que les patients disent avoir l'impression qu'elle interfère avec leur capacité à mener une vie normale. Le trouble dépressif majeur conduit souvent à l'isolement et les personnes qui en souffrent signalent des symptômes physiques tels que des maux de tête. Ceux qui souffrent d'un trouble dépressif majeur peuvent également souffrir de problèmes de santé mentale supplémentaires. Le trouble se manifeste souvent en association avec un trouble obsessionnel - compulsif, l'alcool et la toxicomanie, les troubles alimentaires, l'anxiété et les troubles paniques.

La dépression est un problème extrêmement grave et actuellement, environ 15% des personnes atteintes se suicident.

Trouble dépressif persistant

Ceux qui souffrent d'un trouble dépressif persistant ou trouble dépressif appelé dysthymie, seront atteints d'une dépression chronique et qui va durer au moins deux ans. Habituellement, les personnes concernées ne peuvent pas passer plus de deux mois sans ressentir l'un de ces symptômes. Bien que la dysthymie ne soit généralement pas aussi

grave qu'un trouble dépressif majeur, elle peut avoir un grand impact sur la vie d'une personne.

Il est possible de souffrir à la fois de dysthymie et de trouble dépressif majeur et les études montrent que 10 à 25% des personnes qui développent un trouble dépressif majeur ont souffert d'un trouble dépressif persistant avant. Ces personnes trouveront généralement qu'il est particulièrement difficile de récupérer pleinement d'un épisode dépressif et peuvent ressentir la nécessité de suivre un traitement prolongé pour soulager leurs symptômes.

Dépression postpartum

La dépression postpartum commence au cours des quatre semaines suivant l'accouchement et elle touche actuellement jusqu'à 15% des nouvelles mères. En fait c'est un trouble de l'humeur séparée de la dépression majeure puisque l'apparition des épisodes dépressifs est différente. De la même manière que la tristesse peut être confondue avec la dépression clinique, il est fréquent que les gens confondent la dépression post - partum avec le «baby blues» mais le premier est un état clinique, médical et le second est beaucoup moins sévère et plus bref.

Les symptômes de la dépression post - partum ressemblent à ceux du trouble dépressif majeur et comprennent une extrême tristesse, de la fatigue et une perte d'intérêt pour les choses agréables. Il est fréquent que les personnes souffrant de ce trouble perdent également tout intérêt pour leur bébé, et vont même parfois jusqu'à regretter d'avoir eu cet enfant. Ces sentiments sont généralement accompagnés de sentiments de culpabilité intense et dans ces cas, il est essentiel de demander ou de chercher de l'aide. Bien que cela soit traitable, l'absence de traitement peut rendre presque impossible la construction d'une bonne relation mère – enfant.

Le trouble affectif saisonnier (TAS)

Tout comme la dépression post - partum, le trouble affectif saisonnier n'est pas un trouble de l'humeur séparée, et il montre également les signes typiques d'un trouble dépressif majeur. Cependant, les symptômes TAS commencent précisément avec l'arrivée de l'automne, puis disparaissent au début du printemps. Au cours des mois d'hiver une personne souffrant de TAS se sent vidée de toute énergie ce qui la fait dormir beaucoup et entraine la suralimentation. En ce qui concerne les mois d'été, les personnes atteintes de TAS soit n'ont aucun symptôme soit voient leurs symptômes réduits significativement. Le TAS est suppose –t-on lié au manque de lumière naturelle à travers les mois d'hiver et peut être efficacement traité par la luminothérapie, mais seulement la moitié des personnes souffrant de TAS s'en remettent en recourant uniquement à la luminothérapie.

La cause réelle du TAS reste inconnue, bien que de nombreux scientifiques pensent que la faible exposition à la lumière du soleil peut réduire la vitesse à laquelle le corps libère la sérotonine qui est un neurotransmetteur de la bonne humeur et de la mélatonine qui est une hormone qui joue un rôle majeur tant dans l' humeur que le sommeil .

Trouble bipolaire

Le trouble bipolaire est un trouble de l'humeur à vie qui se caractérise par des épisodes de hauts extrêmes ou manie et des bas extrêmes ou dépression. La Manie fait référence à un épisode d'inhabituelle bonne humeur et de regain d'énergie qui peut être accompagné d'irritabilité, d'impulsivité, d'élocution rapide, de distractibilité et de croyances irréalistes au sujet de ses capacités. Les gens qui ont un épisode maniaque agissent généralement comme si rien ne peut les décourager et qu'ils peuvent assumer le monde entier.

Le trouble bipolaire peut être divisé en quatre catégories:

- Trouble bipolaire I

- trouble Bipolaire II

- trouble bipolaire - non spécifié (BP- NOS)

- trouble cyclothymique

Le trouble Bipolaire I peut être caractérisé par des périodes de sautes d'humeur sévères allant entre la dépression et la manie. Cependant ceux qui souffrent de trouble Bipolaire II souffrent des périodes de dépression sévère avec des épisodes d'hypomanie ou d'épisodes bénins de manie. Ceux qui ont le trouble cyclothymique ont plus des courts épisodes, moins graves de dépression associée à des épisodes d'hypomanie. Enfin, ceux qui ont des BP-NOS souffrent de symptômes maniaques et dépressifs simultanés.

Les causes de la dépression

Les scientifiques croient que la dépression est causée par une combinaison de facteurs psychologiques, biologiques, génétiques et environnementaux. Diverses études démontrent que la dépression est fortement liée à la génétique. Il semble qu'il y ait un certain nombre de facteurs à risque, y compris des antécédents d'anxiété et ou d'abus sexuels, le fait d'être une femme et d'être en mauvaise santé physique qui a mis les gens à un plus grand risque de dépression. Les épisodes dépressifs semblent être plus longs si la personne présente des symptômes graves, très peu de soutien, souffre d'une maladie physique chronique et a eu ou manifeste d'autres troubles psychiatriques. Typiquement la dépression sera souvent suivie un événement stressant comme la mort d'un être cher, la maladie physique, etc.

La recherche a montré que le cerveau déprimé est différent à la fois par la fonction et la structure d'un cerveau sain. L'une des différences structurelles les plus courantes du cerveau déprimé est un hippocampe qui est inférieur à la moyenne. L'hippocampe est la zone du cerveau qui est responsable de nombreuses fonctions d'apprentissage et de mémoire liée. Il est possible que cette zone se rétrécisse à la suite de la dépression. Étant donné que l'hippocampe joue un rôle actif dans la mémoire et l'apprentissage tout rétrécissement dans ce domaine pourrait provoquer des difficultés cognitives, telles que le manque de concentration et difficulté à se souvenir des choses, ce qui est fréquent chez les personnes souffrant de dépression.

Tout comme l'hippocampe les aires préfrontales et limbiques sont apparues plus petites chez les personnes souffrant de dépression. Cela signifie que la partie du cerveau responsable des émotions ou du traitement, le système limbique et les responsables de la pensée, le cortex préfrontal ne réagissent pas comme ils le devraient.

Indépendamment des diverses différences structurelles et fonctionnelles observées entre les cerveaux sains et déprimés, les études ont montré que la psychothérapie et le fait de participer à des activités agréables peuvent conduire à une augmentation dans les domaines susmentionnés, et cela peut ensuite entraîner une réduction des symptômes de la dépression.

<u>Comment évaluer votre dépression</u>

Pour cet exercice, nous allons utiliser un exemple de personnage que nous appellerons Anna. Vous verrez comment Anna remplit sa liste de contrôle de symptômes et une fois que vous aurez lu ses réponses, vous serez prêt à travailler sur votre propre liste.

En utilisant une liste de contrôle vous pouvez facilement évaluer l'étendue de votre dépression, et la gravité de vos symptômes. Sachez cependant que ce n'est qu'une auto-évaluation et non un diagnostic. Seuls les professionnels de la santé mentale qualifiés peuvent fournir

un diagnostic, toutefois ça peut vous donner une idée de la gravité de vos symptômes.

Pour compléter la liste de contrôle cocher un symptôme que vous pensez manifester et dans la colonne voisine noter la gravité du symptôme sur une échelle de 1 - 10 où 1 est très doux et 10 est extrêmement sévère. Ensuite, noter combien de fois vous rencontrez le problème, cela pourrait être par jour, ou un certain nombre de fois par semaine et ainsi de suite. Une fois que la liste de contrôle est complètement remplie, ajouter les numéros dans la colonne intitulée «Quelle est la gravité de ce symptôme» et noter le total sous la ligne.

Avant de commencer votre liste nous allons jeter un coup d'œil sur celle d'Anna.

Anna a 45 ans, est célibataire et vit seule. Elle se sent socialement isolée et travaille comme secrétaire, mais croit que personne ne l'aime. Anna ressent des maux d'estomac à l'idée d'aller travailler; elle a une faible estime de soi et estime que d'autres peuvent s'a percevoir qu'elle va mal. Anna est obèse puisqu'elle passe la plupart de son temps libre à regarder la télévision et à manger des cochonneries et passe également beaucoup trop de temps à dormir.

Symptôme	Actuellement vous avez ce problème?	Quelle est la gravité du symptôme?	Combien de fois avez-vous ressenti ce symptôme?
Humeur dépressive	X	8	Tous les jours
Peu d'intérêt pour les activités que vous aimez habituellement	X	8	Tous les jours
Perte ou gain de poids	X	9	Tous les jours
Difficultés d'endormissement ou de sommeil			

Symptôme	Actuellement vous avez ce problème?	Quelle est la gravité du symptôme?	Combien de fois avez-vous ressenti ce symptôme?
Désir de dormir plus qu'il ne faut	X	7	A peu près 3 fois par semaine
Fatigue	X	7	Tous les jours
Sentiment de culpabilité ou d'être sans valeur	X	8	Tous les jours
Manque de concentration	X	4	
Pensées suicidaires			
Pensées de mort récurrentes			
Symptôme	Actuellement vous avez ce problème?	Quelle est la gravité du symptôme?	Combien de fois avez-vous ressenti ce symptôme?
Éviter les personnes et les contextes sociaux	X	9	Tous les jours
Peu d'estime de soi	X	9	Tous les jours
Diminution de la libido			
Difficultés à se souvenir des choses			
Difficultés à prendre des décisions			
Voir l'avenir sans espoir	X	7	3 - 4 fois par semaine
auto critique	X	9	Tous les jours
Maux de tête et ou d'autres maux et douleurs	X	8	Tous les jours

Chapitre 2 -Reconnaitre et comprendre les symptômes de la dépression

Lorsque vous avez rempli dans votre propre liste, vous avez peut - être été surpris que difficultés du sommeil, irritabilité, gain de poids rapide et problèmes de mémoire soient tous considérés comme des symptômes de la dépression. Alors que la lecture sur les différents symptômes de la dépression que vous avez sans doute remarqué que les symptômes peuvent être regroupés en quatre principaux domaines qui sont:

- Comportement: pleurs et isolement social

- Cognition: pensées négatives et difficultés de concentration

- Humeur: irritabilité et tristesse

- Physique: manque de sommeil, fatigue et suralimentation

Les changements qui surviennent dans votre vie peuvent aussi augmenter le risque de dépression, comme l'accouchement, la perte d'un emploi, le divorce, etc. C'est un fait bien connu que les symptômes de la dépression peuvent énormément varier d'une personne à l'autre et il est également possible pour une personne de ressentir plusieurs signes de dépression pendant les périodes difficiles leur leur vie. Voilà pourquoi il est si important de reconnaître vos propres symptômes. Il est crucial que vous vous rendiez compte quand vous courrez le risque de tomber dans un épisode dépressif, comme vous pouvez remarquer que vous êtes irrité et cela peut être le premier signe que vous commencez à tomber dans la dépression. Par conséquent, l'un des éléments clés est de noter les signes de dépression ; mais nous allons commencer par reconnaître les symptômes de la dépression chez les autres.

Reconnaître les symptômes de la dépression

Le but de l'exercice suivant est d'apprendre et de reconnaître les différents symptômes de la dépression et comment les facteurs environnementaux peuvent vous faire courir le risque de tomber en dépression. Afin de vous faciliter la tâche, nous allons rencontrer des personnages qui souffrent d'un ensemble diversifié de symptômes dépressifs. Au cours de votre lecture sur les personnages tachez de voir si vous pouvez identifier quels types de symptômes de la dépression cognitifs, d'humeur, comportementaux et physiques chacun des personnages manifeste. Pensez également à savoir s'il y a des circonstances de la vie ou des facteurs environnementaux qui peuvent avoir mis ces personnes en situation de risque de dépression.

Cara

Je suis une femme célibataire de 45 ans vivant seule. Je n'ai pas d'amis proches et pour autant que je me souvienne j'ai toujours été déprimée. Je déteste l'idée d'aller travailler puisque là - bas personne ne m'aime, je ressens des douleurs à l'estomac avant d'aller travailler et j'ai aussi des maux de tête de temps en temps et je me sens constamment déprimée. Peu importe ce que je fais, je ne peux pas me résoudre à me sentir bien quoi que ce soit et c'est quelque chose qui dure depuis des années.

TOM

Tom est un jeune homme âgé de 22 ans qui a quitté l'école quand un professeur lui a donné un «F» dans certains devoirs ce qui ne lui permettait pas de les refaire. Tom ne s'est jamais intéressé à l'école et il vit actuellement avec ses parents qui le critiquent sans cesse. Ils détestent aussi voir Tom fumer des joints de temps en temps, s'enivrer, jouer beaucoup aux jeux vidéo et regarder la télévision. Tom n'a aucune envie de sortir et il déteste les gens. Avoir à interagir avec les gens qu'il ne reverra jamais lui semble être une vraie corvée. Alors que Tom s'inquiète de ce qu'il va faire à l'avenir, il ne peut se résoudre

à y réfléchir sérieusement.

Pensez aux types de symptômes cognitifs, comportementaux, physiques et de l'humeur affichés par Cara et Tom. Après avoir examiné les symptômes de ces deux personnages, vous serez prêt à passer à vos propres symptômes.

Pendant que vous Utilisez la liste créée pour Anna dans le chapitre 1, pensez déjà à recréer votre graphique. Pensez à tous les types de symptômes que vous pouvez rencontrer et notez toutes les tendances comportementales que vous voyez comme problématiques. Lorsque vous pensez à votre comportement évaluer si vous vous isolez des autres ou si vous avez tendance à trop pleurer. Avez- vous trop mangé? Trop bu? Vous isolez-vous?

Lorsque vous aborderez les signes cognitifs vous voudrez peut - être penser à des choses comme l'oubli, la difficulté à se concentrer, de dénaturer ou d'avoir des pensées négatives, etc. En regardant vos signes d'humeur, pensez à se sentir triste, irritable, en colère, anxieux, déprimé, inquiet et effrayé. Ressentez-vous ces émotions régulièrement? Les signes physiques peuvent se manifester par des maux d'estomac, maux de tête, de la fatigue ou des malaises et des douleurs généralisés. Avez- vous beaucoup dormi ou eu des difficultés à tomber ou à rester endormi?

Avez- vous récemment subi des changements circonstanciels ou environnementaux dans votre vie? Même les choses positives telles que se marier ou emménager dans une nouvelle maison peuvent ajouter de la pression. Peut-être que vous êtes à la retraite, vous avez commencé une nouvelle relation, eu un nouvel emploi ou perdu un être cher, assurez- vous juste que vous notez tout vers le bas.

Je souhaite qu'en faisant cet exercice, vous soyez en mesure de reconnaître vos propres signes de dépression. Vous devriez être en mesure de voir tous les domaines de votre vie qui sont touchés par la dépression.

Chapitre 3 - Définir des objectifs et y travailler

Dans ce chapitre, nous allons nous concentrer sur plusieurs éléments qui contribuent à vous plonger dans la dépression. Nous le ferons dans un ordre dont il est prouvé scientifiquement qu'il est le plus efficace pour les personnes déprimées.

Comment se fixer des objectifs

Évidemment, vous ne voulez pas entendre parler de dépression, et chacun de nous ressent au fond de lui le désir d'être heureux. Cependant, être heureux est assez vague comme but après tout comment savoir si vous faites des progrès vers ce but là ? Comment la définition du bonheur diffère d'une personne à personne et d'une époque à une autre. Si vous vous fixez comme objectif d'être heureux, signifie qu'en fin de compte vous avez une vision à long terme et à court terme qui vous motive.

Se fixer des objectifs raisonnables et réalistes

Il est difficile que quelqu'un d'autre que vous vous fixe des objectifs. Vous devez avoir vos propres objectifs et ceux - ci devraient constituer un défi, mais pas être impossible. Beaucoup de personnes déprimées se considèrent comme impuissantes, et se sentent incapables de faire même les choses les plus simples.

En fait, peut - être il peut vous arriver de penser : «Je suis trop déprimé pour réfléchir à des objectifs » Si c'est le cas, ignorez votre voix intérieure et fixez-vous quand même un objectif. Ne visez pas les étoiles, mais ne pas se contenter de quelque chose de trivial soit. L'idée est de ne pas terminer votre premier but en quelques minutes ou de le rendre si fort que vous abandonner après quelques jours soit.

Se Fixer l'objectif de guérir de la dépression d'ici la semaine prochaine est irréaliste, avoir pour but de passer une heure par jour à travailler sur votre liste de contrôle de la dépression est beaucoup plus ancré dans la réalité.

Des objectifs mesurables

En lui-même le fait d'avoir un objectif ne signifie rien; vous devez également faire des plans pour y parvenir. Tout en le faisant, briser vos objectifs plus en plus petites étapes, car cela rendrait l'ensemble du processus beaucoup plus facile.

Par exemple, il peut sembler très pénible de trouver un emploi. Mais si vous décidez de le faire en plusieurs étapes, ce sera plus facile à gérer. Vous pourriez passer le lundi à faire des recherches sur les postes disponibles pour une personne ayant vos qualifications. Le Mardi vous pourriez mettre à jour votre curriculum vitae et le rendre plus attrayant pour les recruteurs ayant des postes disponibles. Vous pouvez ensuite continuer la répartition de ces petites tâches et votre grand objectif devient beaucoup plus facile à atteindre, tout en conservant sa forme originale.

Nouvelles activités

Plutôt que de vous concentrer sur les choses que vous avez faites pendant des années, essayez quelque chose de nouveau. Gardez à l'esprit que même si vous exercez les mêmes activités depuis des années, vous devrez peut - être ajuster la manière dont vous le faites maintenant. Par exemple, si vous aviez l'habitude de passer beaucoup de temps à la salle de gym, au moins une heure à chaque fois. Mais Il se pourrait qu'actuellement 15 minutes ce soit déjà trop pour vous. Le fait que votre dépression diminue et que votre confiance en vous augmente booste votre objectif en conséquence. A un moment donné, vous pourrez revenir à une heure voire même plus.

Félicitez-vous pour vos efforts

Il est important de toujours vous féliciter pour vos efforts et de ne pas comparer vos compétences actuelles à celles du passé. Ne perdez jamais une occasion de faire un commentaire positif sur vous. Étant donné que vos amis et la famille peuvent ne pas comprendre à quel point il vous est difficile de sortir de votre lit, vous reconnaissez-le et c'est même un devoir de le faire. Les affirmations de soi positives ont un réel pouvoir, et même si vous trouvez ça plutôt ridicule ne le prenez pas cela à la légère.

Aucun objectif ne doit dépendre des autres

Vous ne devriez jamais vous fixer des objectifs qui dépendent d'autres personnes. Disons que vous aimiez faire du lèche - vitrine dans le centre commercial, bien que ce soit une bonne chose que vous souhaitiez revenir à ce passe - temps, si cela signifie que quelqu'un doive vous y conduire chaque semaine, vous devriez peut - être repenser cet objectif. Plutôt que de compter sur d'autres personnes vous devriez réformer cet objectif, peut - être vous rendre dans café du coin juste pour regarder les gens.

Évaluez vos progrès

Une fois que vous avez défini votre objectif, suivez quotidiennement vos progrès. Encore une fois votre succès devrait découler de vos propres actions.

Nous allons utiliser deux formes distinctes l'une est pour planifier votre semaine et l'autre pour évaluer le suivi vos plans. Lorsque vous ne parvenez pas à faire ce que vous avez prévu, alors nous pouvons essayer de travailler sur ce qui a mal tourné et comment vous améliorer dans ce domaine dans l'avenir.

Récompense

Si vous réussissez à faire tout ce que vous avez décidé de faire, assurez- vous de vous récompenser, la récompense n'est pas forcément quelque chose de grand; vous pouvez juste vous acheter un magazine ou prendre le temps de regarder votre film préféré.

Objectifs à court terme et à long terme

Ce dont vous avez besoin Pour vous permettre de récupérer d'une dépression c'est des objectifs à court et à long terme. Chacun de ces types d'objectifs est important. Afin de vous offrir une perspective votre objectif à court terme devrait vous mener au lendemain, ou même aller aussi loin que la fin de la semaine. Ceux - ci devraient être des petites choses immédiates en terme de temps et d'efforts. Les buts à long terme exigent plus d'engagement et de temps, et devraient faire au moins 3 mois.

En gardant cela à l'esprit vous devriez regarder vos objectifs à court terme et vous demander s'ils conduisent à vos objectifs à long terme. Par exemple, si votre objectif à long terme est d'avoir 8 heures de sommeil interrompu tous les soirs, demandez-vous si les cours de peinture du centre communautaire que vous suivez actuellement vous aident à atteindre cet objectif? Vos objectifs à court terme complètent-ils vos objectifs à long terme? Plus important encore, vous devez toujours être conscient de vos actes.

Soyons actifs

Avant de commencer à vous fixer des objectifs, vous devez connaitre la priorité, celle sur laquelle il faut agir. Si vous êtes comme la majorité des personnes déprimées, en fait la dernière chose que vous voulez faire c'est rien du tout! Vous préféreriez de loin c'est trainer

à la maison, dormir et regarder la télévision, à ne rien faire. Pensez à la dernière fois que vous avez passé une journée entière au lit ou sur le canapé, comment vous êtes- vous senti au début et à la fin de la journée? Il y a de fortes chances que vous vous soyez probablement senti moins bien à la fin de la journée et que votre humeur n'ait pas du tout changé au cours de la journée.

Alors que vous voudrez peut - être ne rien faire du tout, rester inactif est votre pire ennemi. Il n'y a pas moyen de l'éviter, vous avez besoin de vous lever et de faire quelque chose. Si vous voulez attendre jusqu'à ce que vous vous ayez vraiment envie de faire quelque chose, vous allez probablement attendre longtemps, c'est la raison pour laquelle vous devez vous forcer.

Vous vous demandez peut - être pourquoi c'est si important d'être actif, la raison est très simple. Quelle que soit l'activité choisie, l'activité permettra d'améliorer votre humeur, même si le fait d'être actif ne résout pas tous vos problèmes tout de suite ça permettra au moins de vous sortir vos soucis actuels de l'esprit. Il y a des chances que vous ne me croyez pas et que vous vous disiez: «Je ne veux rien faire » ou « ça ne va pas me faire me sentir mieux.»

Activités agréables

Pour savoir quelles sont les activités que vous appréciez ou que vous aimiez avant, faites une liste de toutes les activités agréables que vous aviez avant votre dépression. Parmi ces activités on peut citer:

- Les Activités physiques: natation, marche, danse, etc.

- Les Activités spirituelles: aller à l'église, assister à un groupe de prière, etc.

- Les Activités sociales: voir un film avec un ami

- Les Activités pédagogiques: Suivre de cours

- Les Activités professionnelles: postuler pour un emploi, assister à une réunion, etc.

- Les activités quotidiennes: faire la cuisine, la lessive, etc.

- Les Activités médicales: voir le médecin, chercher des médicaments à la pharmacie etc.

Concentrez-vous sur vos passes - temps favoris, en particulier les activités qui vous font sortir de chez vous et interagir avec les autres. Toutes ces activités ne doivent pas nécessairement être sociales et si vous êtes profondément déprimé quelque chose de simple, comme un bain peut être difficile et significatif.

Même si certaines activités peuvent vous faire sentir mieux, elles peuvent ne pas être bien pour vous. Terminer une barre de chocolat peut vous soulager instantanément; plus tard ça pourrait vous faire vous sentir mal dans votre peau.

Exercices et Activités de planification

Rester actif est essentiel si vous voulez guérir de la dépression. Le but est maintenant de vous assurer que chaque jour vous avez quelque chose de prévu.

Commencez par regarder en détail toute la prochaine semaine. Diviser les jours en blocs d'une heure et pour chaque heure, si possible, décrire une activité que vous projetez de faire juste en un ou deux mots. Essayez d'y inclure diverses activités à différents moments de la journée et pour de meilleurs résultats assurez- vous que les activités que vous planifiez à l' avance sont de nature différente et planifiez toute votre semaine prochaine à l'aide du tableau ci - dessous.

Heures	Lundi	Mardi	Mercredi
6-7 heures du matin			
7- 8 heures			
8-9 heures			
9-10h	Déjeuner	Marche	Déjeuner
10-11h	Bibliothèque	Déjeuner	
11-12 h	Bibliothèque	Ménage	Bibliothèque
12-1h	CV	Ménage	Bibliothèque
Temps	Lundi	Mardi	Mercredi
1-2h	déjeuner	Ménage	déjeuner
2-3 h	CV	déjeuner	Conduire jusqu'à l'école
3-4h	CV		Petites annonces
4-5h	Faire le dîner	lecture	Petites annonces
5-6 h	Dîner	Dîner	Rentrer à la maison?
6-7h	Nouveautés musicales	Vieux tubes	Dîner
7-8h	Méditer	Méditer	Méditer
8-9h	Lecture		la télé
9-10heures	lecture	la télé	la télé
10-11h		la télé	lecture
11-12h	Prière	Prière	Prière
12-1h			

Fiche d'Activité et d'humeur

Grace à la fiche d'activité que nous avons créée ci - dessus, nous allons maintenant suivre votre humeur sur une échelle de 1 à 10 pour chacun de vos blocs d'une heure. A la fin de la semaine que vous avez plani-fiée, regardez le programme et ce que vous avez réussi à faire.

LA DÉPRESSION

Se croire déprimé

La thérapie cognitivo-comportementale est fortement basée sur les croyances que nos pensées affectent notre humeur, nos actions et même la façon dont nous nous sentons physiquement. Les personnes déprimées ont tendance à avoir des pensées négatives perturbatrices sur eux-mêmes, sur les autres et sur le monde entier. A partir de maintenant quand j'utiliserai le mot «pensée» Je me réfèrerai à ce que nous nous disons dans nos têtes. Certaines de ces pensées sont utiles et peuvent nous faire aller mieux. Les pensées sont pleines d'espoir et nous font croire que nous pouvons changer, par exemple les personnes non déprimées peuvent penser:

«Je ne suis pas bête; Je n'ai pas étudié pour le test, la prochaine fois je vais devoir étudier pour avoir une meilleure note «.

Malheureusement, de telles pensées peuvent aussi nous faire nous sentir déprimé. Ces pensées négatives deviennent des censeurs inflexibles. Par exemple, vous pouvez vous dire ceci:

«Je serai toujours gros» ou «Je ne pourrai plus jamais me sentir heureux.»

La Dépression altère notre façon de percevoir le monde et peut conduire une personne dépressive à voir exactement la même situation qu'une personne non déprimée, mais avec une réaction totalement différente. Disons Par exemple Susan a été invitée à parler avec son superviseur, elle est déprimée et en insécurité et tente d'éviter tout contact avec les autres, que pensez-vous qu'il s'est passé dans son esprit quand elle a reçu l'invitation? Elle s'attend probablement à ce que quelque chose de négatif se produise et peut réagir comme suit:

«Je dois avoir fait quelque chose de vraiment mal, il va me virer, comment vais-je payer le loyer? Je ne pourrai jamais trouver un autre emploi, je ne peux pas faire face à cela, je veux rentrer à la maison! «

Pendant ce temps, Jim le collègue de Susan a reçu la même invitation et Jim a une grande estime de soi et n'est pas déprimé. Jim peut réagir comme suit:

«Enfin, j'ai travaillé à mort ces trois derniers mois, ça a été l'enfer mais je dois avoir été remarqué, sinon pourquoi aurais-je reçu cette invitation, ils vont surement me donner une promotion.»

Ici, nous avons deux personnes qui ont eu des pensées contradictoires face à la même situation. Ce sont là deux exemples de pensées automatiques parfois appelées pensées négatives, bien que toutes les pensées automatiques ne soient pas négatives. Il arrive à Tout le monde d'avoir dans la tête des pensées, sans même s'en apercevoir. Il est très important que vous appreniez à reconnaître ces pensées automatiques dans votre propre pensée. Étant donné que vous n'aurez pas toujours conscience d'en avoir, ça va être difficile. Considérez vos pensées comme une radio qui n'arrête pas de jouer en fond sonore, il se pourrait que vous soyez tellement concentré sur ce que vous faites que vous vous déconnectiez complètement. Et Même dans ce cas là les pensées-radio continuent de vous affecter que vous les remarquiez ou pas, voilà pourquoi il est si important que vous preniez le temps d'apprendre à identifier ces pensées automatiques et comment elles affectent votre humeur et à les reconnaître.

Chapitre 4 - Lutter contre les pensées négatives et les remplacer par des pensées réalistes

Maintenant que vous comprenez et que vous avez appris à reconnaître les pensées négatives automatiques, l'étape suivante consiste à apprendre à les combattre. Vous pouvez le faire en affrontant ou en les bloquant.

Bloquez les pensées négatives

Vous pouvez lutter contre vos pensées négatives de plusieurs façons; les éléments suivants en sont juste quelques-unes que vous pouvez essayer:

Le blocage de pensées

Lorsque vous avez une idée négative la dernière chose que vous voulez faire c'est de vous y attarder. Vous savez que tout ça ne va faire qu'empirer votre état. Vous devez faire cesser ces pensées négatives aussi vite que possible. Vous pouvez essayer de le faire de plusieurs façons, mais beaucoup de gens trouvent que crier dans sa tête est vraiment très efficace! Pour d'autres ce qui marche vraiment c'est d'imaginer qu'on a devant soi un grand panneau d'arrêt rouge.

A moins que vous ne préfériez peut-être porter une bande élastique autour du poignet. Chaque fois que vous rencontrez une pensée non désirée, il vous suffit d'étirer puis de relâcher la bande en la faisant claquer contre votre poignet assez fort pour que ce soit douloureux et, finalement, vous constaterez que vous commencez à associer ces pensées à la douleur physique, ce que naturellement vous voudrez éviter.

Humour

L'humour est un excellent médicament contre les pensées négatives. Par exemple, si vous vous dites que personne ne veut vous fréquenter, imaginez les gens en train de fuir loin de vous aussi vite que leurs jambes le leur permettent. En créant ce type d'images drôles en fonction de vos pensées négatives dès qu'elles surviennent, vous vous rendrez vite compte que vous n'êtes certainement pas aussi laid ou stupide que vous le pensez.

Temps de Réflexion

Si vous ressentez de l'anxiété entrainant des pensées négatives réservez-vous un moment à part, coupé de tout ce qui se passe dans votre vie et consacrez-le uniquement à vos inquiétudes. Votre moment d'inquiétude ne doit pas dépasser 20 minutes et vous devez également vous assurer que votre moment d'inquiétude ne soit pas juste avant d'aller au lit sinon vous verrez que vous aurez des difficultés à vous endormir. Lorsque vous vous apercevez que vous avez des pensées négatives en dehors de votre temps d'inquiétude, utilisez la technique du blocage de pensée. Rappelez-vous que vous avez un temps réservé chaque jour où tout ce que vous avez à faire c'est vous inquiéter et que ces pensées là n'ont leur place à aucun autre moment.

Affrontez les pensées négatives

En plus de bloquer vos pensées, vous pouvez également les contester. Prouvez-leur qu'elles ont tort et qu'elles ne reviendront plus. Pour savoir comment utiliser cette technique, observons Gary et ses pensées négatives:

Aujourd'hui, Gary a présenté un sujet important à sa direction. A la fin de sa présentation l'équipe lui a posé un certain nombre de questions. Gary pouvait sentir dans son estomac qu'ils allaient refuser sa proposition. En fin de compte, ils ont décidé que ce n'était pas le bon moment

pour mettre ses idées en œuvre, mais ils lui ont demandé de les garder dans le dossier pour plus tard. Gary a immédiatement pensé: «Je suis un raté, je devrais quitter mon emploi, de toute façon jamais je ne réussirai.» Au lieu d'accepter ces idées Gary a décidé de les remettre en question. Il a pris un morceau de papier et en haut il a écrit la pensée négative, «Je suis un raté.» Gary a alors tracé une ligne au milieu de la page et d'un côté, il a noté tous les arguments en faveur de cette idée, tout en évitant tout ce qui était subjectif et susceptible d'interprétation. Quand il n'avait plus rien à ajouter pour soutenir sa pensée négative, il est passé de l'autre côté de la page, Gary a alors commencé à dresser la liste des points positifs qui allaient à l'encontre de sa pensée négative.

Voici le document de travail de Gary une fois terminé:

Je suis un raté!

Arguments contre	Arguments Pour
Mon frère (Tim) a toujours été meilleur que moi	Personne ne se plaint de mon travail au bureau, donc ce que je fais doit être bien
Papa a toujours aimé Tim plus que moi	Même si je ne pense pas que mes collègues m'aiment, je ne pense pas non plus qu'ils me détestent. S'ils ne me détestent pas alors je ne suis pas un raté total
Je fais le même travail depuis des années et personne ne m'a vraiment remarqué	Même si je ne fais pas les choses aussi bien que Tim, ça ne signifie pas que je suis un raté. Même en sports je m'en suis bien sorti dans l'équipe de natation quand j'étais plus jeune
Je veux faire mieux, mais j'ai tellement peur que je finis par ne rien faire du tout	Recevoir l'Aide des autres n'est pas un signe de faiblesse. J'aide les autres, je fais des œuvres de charité et j'ai fait du travail bénévole avant que je sois dépression
J'ai eu à compter sur d'autres pour arriver où je suis aujourd'hui	

Affrontez vos pensées négatives

Pour savoir si une de vos pensées négatives est vraie ou fausse, choisissez une seule pensée récente qui a vraiment affecté votre humeur. Tout comme Gary, notez cette pensée en haut de la page puis la diviser, d'un côté commencez à relever les arguments qui soutiennent votre pensée. Une fois que c'est fait, passez aux arguments qui battent en brèche votre pensée négative. Vous aurez peut-être l'impression qu'il est facile de trouver des arguments pour soutenir vos pensées négatives; c'est tout à fait normal pour les personnes souffrant de dépression et c'est un signe que vous êtes toujours coincé dans vos pensées négatives. Au début ça peut vous prendre un peu de temps de trouver des arguments contre votre pensée, mais avec le temps ça va devenir beaucoup plus facile. Si vous passez un moment difficile, vous pouvez aussi demander à un ami ou à un proche de vous fournir des preuves contre vos pensées.

Une fois que vous avez terminé cet exercice jetez un œil à tous les arguments que vous avez recueillis. A Quel point pensez-vous que vos pensées soient précises? Si vous rassemblez juste quelques éléments qui remettent en question votre pensée, ou vous pourriez peut-être trouver beaucoup de choses qui prouvent que votre idée est inexacte dans la plupart des situations et est simplement le résultat de votre pensée déformée.

Remplacez vos pensées par des pensées réalistes

Vous devriez maintenant être en mesure de reconnaître vos pensées négatives. Avec plus de pratique, je suis sûr que vous serez en mesure de les affronter et de remarquer que vos pensées négatives ne résistent pas toujours à l'analyse. Avec cela à l'esprit, vous allez désormais vous concentrer à remplacer les pensées négatives par des idées qui reflètent la réalité.

Chacun de nous a des pensées automatiques déformées et en travaillant sur vos pensées automatiques, vous devriez avoir identifié celles qui continuent d'apparaître.

Abordons un autre exemple, disons que vous êtes un grand fan de golf et vous êtes sorti pour le jour consacré au golf avec vos amis. Dès que vous tapez dans la balle vous échouez lamentablement et votre coup est hors limites. Aussitôt une pensée vous vient à l'esprit, «Je suis le pire des golfeurs!» Ok, vous avez commencé par un mauvais coup, mais j'ose dire que vous n'êtes pas le premier golfeur à commencer comme ça et vous ne serez certainement pas le dernier. Vous auriez pu rater complètement la balle et en même temps casser votre driver. D'accord? Ce scénario aurait vraiment pu être pire.

L'exemple du golf décrit et montre la pensée négative automatique et comment vous pouvez la remplacer par des pensées moins négatives. Évidemment, vous n'allez pas battre tous les golfeurs professionnels après votre premier drive raté. Cette pensée serait tout aussi irréaliste que votre première pensée automatique.

Vous deviez plutôt rechercher un terrain d'entente réaliste, une version saine de cette pensée devrait être «ça été horrible, eh bien, c'était mon premier coup de la journée. J'ai beaucoup de temps pour me racheter; c'est pas comme je joue avec des professionnels «.

Vous avez peut-être constaté que certaines de vos pensées sont faciles à mettre de côté parce qu'elles sont tellement irréalistes qu'on les prend difficilement au sérieux lorsqu'on prend le temps d'y penser. Remplacer ces pensées par des plus constructives ne demande pas beaucoup d'efforts, mais certaines pensées sont plus difficiles à changer et il peut falloir un certain temps pour s'apercevoir qu'elles sont fausses.

Lorsque vos pensées négatives sont si profondément enracinées que vous avez commencé à croire qu'elles sont réelles, parfois il faut s'attarder sur certaines erreurs courantes auxquelles nos pensées sont soumises.

Pensées déformées typiques

Les humains sont enclins à faire des erreurs en pensées sans s'en rendre compte. L'Une des erreurs les plus communes est que nos pensées ne

reflètent pas fidèlement le monde qui nous entoure. Parcourez la liste ci-dessous et essayez de penser à des choses que vous vous dites régulièrement. Êtes-vous coupable de l'une de ces erreurs en pensées?

Étiquetage

L'étiquetage se produit lorsque vous vous attachez vous-même une étiquette au lieu de reconnaître que l'objet de vos pensées était un événement unique et ne reflète pas la personne que vous êtes. Par exemple après avoir échoué un examen, vous pouvez vous dire que vous êtes stupide. Bien que ce ne soit pas un événement positif, rater un examen ne signifie pas que vous êtes stupide.

Lire dans les pensées

Lire dans les pensées c'est vous dire ce que les gens pensent quand il n'y a aucun moyen de connaitre leurs pensées. Par exemple, «Personne ne m'aime», et vous avez même pas demandé à ceux qui vous entourent, vous l'avez supposé et «lu leur pensée.»

La divination

On parle de divination quand vous commencez à vous dire que vos craintes pour l'avenir vont se réaliser ou qu'elles sont des faits. Par exemple, vous pourriez vous dire: «Je ne trouverai jamais quelqu'un qui m'aime.» Vous n'en savez rien, mais vous vous êtes convaincu que c'est un fait.

Catastrophisation

Vous êtes coupable de Catastrophisation quand vous vous mettez à penser que certains événements vont ruiner tout votre avenir. Par exemple aux choses comme: «S'il me quitte, je vais mourir.» Perdre quelqu'un que vous aimez n'est jamais facile, mais étant avec le temps vous allez récupérer, vous allez prendre soin de vous et finalement vous irez bien.

Pensée en noir et blanc

Si vous vous engagez dans la pensée en noir et blanc, vous pouvez voir les autres comme bon ou mauvais, beau ou laid, etc. Pour vous il n'y a pas de juste milieu et tout est aux antipodes. Une pensée courante serait que votre ami est «Soit avec vous soit contre vous.»

Ultimatums

Est-ce que vous estimez que vous avez l'habitude de vous dire: «Personne ne m'aime» ou je serai toujours grasse. «Ces types de pensées sont absolus.

Pensées troublantes avec effet

Si vous avez décidé que la queue de votre chien est une patte, combien de pattes votre chien va avoir? La réponse reste 4, puisqu' une queue reste une queue, même si vous l'appelez une patte. Le concept ne change pas l'anatomie du chien, il suffit de regarder votre pensée. Appuyez-vous sur des faits, et non des options ou des pensées que vous vous faites des choses.

Minimiser

Chaque fois que vous êtes confronté à un fait positif, vous en faites une exception, juste pour le minimiser? Par exemple, «Ok, j'ai eu une promotion, mais c'était probablement moi parce qu'ils ne pouvaient pas trouver quelqu'un d'autre.»

Gardez tous ces exemples à l'esprit la prochaine fois que vous analysez les pensées négatives. Il est typique pour les gens de continuer à faire les mêmes erreurs en pensée. Peut-être que vous pouvez déjà reconnaître les types d'erreurs que vous faites habituellement en pensée. Être capable de le faire signifie que ce sera beaucoup plus facile pour vous de changer vos pensées.

Maintenant que vous avez tous les éléments nécessaires pour reconnaître les pensées négatives, vous avez aussi appris à les affronter et à les assumer. Malgré cela, vous devez toujours faire face au fait

que les pensées négatives ne sont pas simplement des choses qui vous viennent soudainement à l'esprit sans raison. Elles sont le reflet de vos hypothèses sous-jacentes profondes et convictions fondamentales. En général, vous ne savez même pas qu'elles existent.

Ces notions se forment souvent au cours de la petite enfance et peuvent refléter l'interprétation immature d'un événement par l'enfant. Par exemple, si un médecin de sexe masculin a effectué une opération nécessaire mais douloureuse sur un enfant de 3 ans et le résultat c'est qu'à partir de ce moment là, l'enfant considère le médecin de sexe masculin comme quelqu'un qu'il doit éviter à tout prix. Au fil du temps ces pensées peuvent se déformer, et devenir «les hommes sont là pour vous attraper!»

Bien que l'enfant ait oublié leur pensée qu'il a eu au départ, celle-ci continuera à influer son processus de pensée. Ces types de croyances sont susceptibles de devenir inflexibles si elles sont développées à un moment où nous sommes confrontés à des événements traumatiques ou si elles se sont formées quand nous étions jeunes. Il est également possible d'apprendre ces sortes de croyances des autres, peut-être votre mère vous disait souvent, « fais Toujours de ton mieux» et n'a jamais apprécié vos notes, les activités, les amis ou tout ce que vous avez fait quand vous étiez un enfant. En conséquence vous avez commencé à croire que vous « deviez être parfait.» Au fil des ans, vous avez commencé à vous juger en fonction de vos réalisations. Il nous est impossible d'être parfait même si ça reste notre objectif. Cela se traduit tout simplement dans le fait que vous ne parvenez jamais à atteindre votre objectif et vous avez toujours le sentiment que vous n'êtes bon à rien.

Si une personne déprimée véhicule ce genre de croyances pendant une longue période, leurs hypothèses vont probablement devenir de plus en plus fortes, dans la mesure où elles sont pratiquement indis-sociables de la personnalité de la personne. Lorsque cela arrive, ça devient un défi de s'y confronter.

LA DÉPRESSION

En Voici Un exemple parlant:

Une personne dépressive peut voir un thérapeute qui fait ressortir que ces croyances sous-jacentes sont indifférentes. Pour Remonter jusqu'à ces croyances fondamentales, il faudra plus de travail de votre part, mais sera un processus très enrichissant. Une fois que vous avez identifié vos croyances et vos hypothèses de base, et que vous savez d'où viennent certaines de ces idées, ça veut dire de dire que vous êtes en mesure de changer beaucoup plus facilement vos pensées automatiques et d'éviter les sentiments dépressifs à l'avenir.

Croyances passées & fondamentales

Un moyen d'examiner vos croyances et hypothèses de base c'est de regarder votre histoire personnelle. Avant d'y arriver, écoutons ce que Gary a à dire à propos de sa vie. Pendant votre lecture, pensez au genre de croyances qu'il pourrait avoir de lui-même et du monde qui l'entoure.

Je m'appelle Gary, et je suis le plus jeune des deux garçons. Mon frère Tim et moi sommes nés à 2 ans d'intervalle et il a toujours été le préféré. Aussi loin que je me souvienne j'ai toujours été moins bon que Tim et cela a eu un impact considérable sur ma vie. Je viens d'une famille de classe moyenne, mon père était directeur de publicité qui avait réussi et ma mère était une mère au foyer. Papa aimait Tim plus que moi parce qu'il faisait toujours tout mieux que moi. Tim avait ce talent incroyable de réussir instantanément dans presque tous les sports qu'il a essayé. Je n'ai jamais bon en sport il y avait beaucoup de choses que je voulais faire quand j'étais plus jeune, mais ma famille, mis beaucoup l'accent sur le sport. Plus tard au collège et lycée, je fus accepté dans quelques équipes mais je suis vraiment convaincu que c'est parce que mon père avait fait pression sur les entraîneurs. Ça m'énervait et même quand je jouais mes coéquipiers n'avaient pas confiance en moi, mais je ne leur en veux pas, je ne suis pas bon et nous n'étions pas amis. Tim a également été plus intelligent que moi, ce que Papa n'a jamais manqué de me rappeler et les bulletins de notes

étaient devenus ce qui me rappelait constamment à quel point j'étais nul.

Finalement, Tim a été accepté dans plusieurs universités grâce à ses qualités et prouesses sportives. Je ne voulais pas aller à l'université, moi j'aimais les voitures et je voulais être un mécanicien et plus tard ouvrir mon propre atelier de restauration. Papa était complètement contre l'idée même si ma mère a pensé qu'il c'était bien. Maman se leva pour me dire à quel point elle était fière que je suive mes rêves. Je me souviens des arguments que mon père et elle avaient sur le sujet. Finalement, j'ai cédé car ça ne valait pas la peine que je causais à ma mère. Tim et papa ont travaillé sur ma demande et mon père a demandé au fils de son ami de me donner quelques-unes des réponses pendant les examens. Je dirai juste que je suis entré dans un collège décent encore qu'à ma fête de graduation après que mon père ait bu plus que de raison, il a souligné avec plaisir à quel point Tim avait fait mieux que moi.

J'ai fait mon petit bonhomme de chemin jusqu'à l'université, je n'étais vraiment pas assez intelligent (rien d'étonnant puisque j'ai triché pour y entrer!) Papa a fini par me préparer un travail dans l'entreprise où il a travaillé et j'y ai toujours travaillé et sans doute, je suis une gêne constante pour mon père.

Sur la base de l'histoire de Gary ci-dessus, répondez aux questions suivantes:

1. Que pensez-vous de l'opinion de Gary sur lui-même?

2. Que pensez-vous des choses que Gary croit sur la vie?

3. Que pensez-vous être l'opinion de Gary au sujet des autres?

Maintenant, il est temps de reconnaître comment votre passé peut avoir façonné de vos croyances de base. Prenez le temps d'écrire un bref résumé de votre vie, ne pas prendre trop de temps à y penser,

faites de votre mieux pour être honnête et écrivez ce qui vous vient naturellement.

Une fois que vous avez terminé votre histoire imaginez que quelqu'un d'autre la lise et réfléchissez à la façon dont vous pensez qu'il répondrait aux questions suivantes:

1. Quelle opinion pensez-vous que cette personne a sur elle-même?

2. Quelle opinion pensez-vous que cette personne a sur la vie?

3. Quelle opinion pensez-vous que cette personne a des autres ?

Afin de reconnaître vos croyances de base quand elles se présentent à vous, lisez soigneusement les énoncés ci-dessous et sur une feuille de papier écrivez chaque déclaration que vous pensez être vraie sur vous ou votre monde.

<u>Au propos de vous</u>

- je suis une bonne personne

- Je mérite d'être heureux

- Je parviens toujours à dire ou faire la mauvaise chose

- Je peux créer mon propre avenir

- Je suis un raté

- J'ai plus de qualités que de défauts

- Je suis fort à l'intérieur

A propos du monde

- Les gens ont ce qu'ils méritent

- Les gens sont là pour me tromper

- Si quelque chose peut mal tourner, c'est ce qui va arriver

- Le succès dépend de l'effort / chance / capacité naturelle

- Si je fais confiance aux gens, soit ils vont me blesser ou me laisser tomber

Afin d'apprendre comment les autres ont pu vous influencer au point de développer les croyances fondamentales que vous avez maintenant, en vous servant du récit que vous avez écrit précédemment et de vos croyances de base comme fondement, répondez aux questions suivantes sur une feuille de papier:

1. Quel genre de messages vous concernant avez-vous reçu des groupes de personnes ci-dessous?

2. Quels messages sur d'autres personnes et autour de vous avez-vous reçu des personnes suivantes?

- Parents / tuteurs

- Collègues / camarades de classe

- Frères et sœurs

- enseignants et / ou entraîneurs

Pour savoir comment votre passé peut avoir façonné vos croyances actuelles, utilisez le récit que vous avez écrit comme base et réfléchis-

sez à votre passé. Comment le passé a modelé votre vision actuelle du monde? Dans votre passé Pouvez-vous voir d'où viennent vos croyances fondamentales?

Pour aller au bout de cet exercice, vous ne pouvez pas compter uniquement sur votre seule mémoire. Parlez-en aux membres de votre famille et demandez-leur comment vous avez agi quand vous étiez plus jeune et comment vous avez changé au fil des années et les croyances qui semblaient être répandues autour quand vous étiez petit.

Interrogez vos parents sur leurs croyances, si votre mère avait l'habitude de dire des choses comme «une fille doit souffrir pour être belle», alors peut-être qu'elle pourrait expliquer ce qu'elle voulait dire et ce qui l'a amenée à le croire. Vous pourriez découvrir des choses surprenantes. Il se pourrait que votre mère ait eu cette conviction parce que dans sa jeunesse les femmes ne pouvaient pas étudier. Ce qui signifie que la seule façon dont une femme pouvait se sentir en sécurité c'était par le mariage. Vous pourriez réaliser que nous ne vivons plus à cette époque là et que vous devez abandonner cette croyance.

Il est important de garder à l'esprit tout ce que vous avez appris sur les pensées automatiques pendant la recherche de vos croyances de base. Si vous avez régulièrement noté vos pensées automatiques vous avez peut-être remarqué qu'un certain type de pensées apparait régulièrement. Celles-ci peuvent vous donner quelques indices sur vos croyances de base.

Flèche descendante

En plus d'étudier votre histoire ou noter vos pensées, il y a d'autres méthodes pour vous faire prendre conscience de vos croyances fondamentales. L'Une d'elles c'est la technique de la flèche descendante. Pour utiliser cette technique, vous devez d'abord identifier une pensée automatique. Nous allons utiliser exemple de Joe, sa pensée automatique était, «l'année dernière je n'ai pas réussi à beaucoup d'examens parce que je suis stupide.»

Une fois que Joe se rend compte qu'il a été influencé par une pensée automatique, il s'est demandé ceci:

- Qu'y a-t-il de si terrible là dedans?

- Qu'est-ce que cela montre sur moi?

C'est tout ce qu'il lui fallait pour l'aider à se concentrer sur ses croyances fondamentales:

J'ai échoué mes examens parce que je suis stupide

(Est-ce si grave?)

Je ne peux pas réussir dans la vie parce que je suis stupide

(Qu'est-ce que ça montre sur moi?)

Je suis un raté

Notez la différence entre la première et la dernière phrase. La première pensée a trait à un incident en particulier, mais la dernière est une déclaration générale.

La dernière phrase est une croyance fondamentale que Joe a sur lui-même, et elle agit comme la racine de beaucoup de ses pensées négatives automatiques.

Chapitre 5 - Vous pouvez changer!

Il y a un éventail de façons dont vous pouvez modifier vos hypothèses et croyances fondamentales. Dans les chapitres précédents, nous avons travaillé sur le traitement de ces croyances en revenant sur l'histoire et l'analyse des croyances que vous avez eu à partir de ce moment et vous avez aussi eu l'occasion de mettre ces croyances à l'épreuve, de sorte que vous avez eu le choix d'abandonner ces pensées.

Dans votre enfance, vous avez peut-être appris que, «vous devez être gentil avec les autres,» à cause de cela, vous avez travaillé dur pour fixer des limites et maintenant vous laissez les gens vous marcher sur les pieds.

Je suis sûr que vous ne voulez pas porter ces types de croyances; vous voulez sûrement les remplacer par celles qui vous permettront de vous défendre et empêcheront qu'on vous maltraite? N'en n'avez-vous pas assez?

Pensez à toutes les croyances de base que vous avez identifié en vous-même, en faisant les exercices. Y a t-il des croyances que vous voulez abandonner? Parfois, il suffit de prendre conscience de vos croyances pour voir leur nature désadaptée. Pouvez-vous penser à des croyances constructives et positives que vous souhaitez gérer en lieu et place de vos idées actuelles?

Nous avons testé vos pensées automatiques et heureusement vous pouvez faire la même chose avec vos croyances fondamentales. Les Croyances fondamentales négatives provoquent beaucoup de dégâts par conséquent, elles doivent disparaitre. Ne vous attendez pas à ce que vos croyances de base changent aussi facilement que vos pensées automatiques. Vous ne regardez plus les incidences distinctes, ces choses façonnent toute votre vision du monde. Vous avez cette façon de voir depuis si longtemps que ça aura une influence sur ce que vous considérez comme convenable et normal. Je vous recommande de

prendre ces pensées, vous devez rassembler autant de preuves que possible et remettre en question ces croyances.

Ce que nous allons faire n'est pas facile, il arrive souvent que ce chapitre soit beaucoup plus long que tous les autres. Nous pouvons commencer par la présentation des moyens efficaces pour changer vos croyances fondamentales.

Preuves personnelles

Nous allons commencer par regarder dans votre histoire personnelle pour savoir si vos croyances fondamentales sont vraies ou pas.

A présent, vous devriez avoir une idée précise de vos croyances fondamentales. Pour chaque période de 5 ans de votre vie à partir de votre naissance listez les preuves pour et contre vos croyances de fondamentales, rappelez-vous que les hypothèses et les sentiments ne sont pas des preuves. Par exemple, «mes amis pensent qu'ils sont plus intelligents que moi» ne tient pas. Mais, si ils obtiennent de meilleures notes que vous et qu'ils vous l'ont dit, là ce serait la preuve qui pourrait conduire à la croyance fondamentale, «Je ne suis pas aussi intelligent que les autres.»

Demandez à votre famille et à vos amis de vous aider à le faire et c'est particulièrement important à propos de votre petite enfance. Rédigez votre conclusion après avoir examiné attentivement les éléments de preuve pour et contre votre croyance fondamentale.

Jetons un coup d'œil à la façon dont Gary a fini cet exercice:

Croyance de base: Je suis un raté (Age 10-15)

Preuves pour:	preuves contre:
Je ne suis pas entré dans l'équipe de football	Je me suis assez bien débrouillé dans l'équipe de natation
A l'école Mon frère était meilleur que moi en tout	J'ai eu une moyenne passable à l'école

Preuves pour:	preuves contre:
Mon père aimait frère plus que moi (ne devrait pas être utilisé comme preuve car c'est une opinion!)	Je l'ai aidé à récolter des fonds pour de bonnes causes

Cela pourrait se résumer comme suit: En fait, j'ai bien travaillé à l'école, même si je n'ai pas été aussi bon que mon frère, j'ai toujours été un étudiant moyen. J'ai utilisé mon amour pour les animaux pour lever des fonds en dépit du fait que j'étais pas parmi les meilleurs sportifs; puisque je m'en suis bien sorti dans l'équipe de natation donc je ne suis pas un raté!

Les contraires

Même si vos croyances de base sont les plus négatives elles auront toujours une version opposée. Les deux représentent des extrémités opposées sur un continuum, et le point de rencontrent au milieu est une croyance équilibrée réaliste. L'objectif est de faire évoluer vos croyances de base vers cette idée réaliste. L'exercice suivant en est la parfaite démonstration:

Prenez une feuille de papier et dessinez une flèche, écrivez un de vos croyances fondamentales sur un coté et à l'autre extrémité exactement le contraire, ces deux bouts sont les extrêmes, maintenant mettez un X là où vous croyez que vous tombez.

Personne ne m'aime 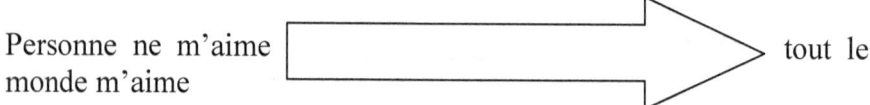 tout le monde m'aime

Une fois que vous vous êtes placé sur le continuum décrivez la vie d'une personne placée à l'extrême côté négatif serai. Par exemple imaginez se déroule la journée d'une personne que personne n'aime. Comment agirait-elle et comment les autres s'adresseraient à cette personne? Maintenant, imaginez quelqu'un qui est tout le contraire, comment serait-elle traitée, et comment agirait-elle?

Maintenant, nous allons jeter un œil sur vous et où vous avez placé votre X. Disons que vous estimez à 90% la possibilité de n'être aimé par personne. Comment cela se manifeste dans votre vie et comment se comporte ce genre de personne et comment vit-elle?

Notez vos observations. Après avoir réfléchi à ces scénarios vous pensez toujours que votre X est sur au bon endroit?

Maintenant, vous devez répéter cet exercice pour l'ensemble de vos croyances de base.

Les avantages et les inconvénients du changement de croyance

Quand une croyance a fait partie de votre vie pendant longtemps, elle devient vraiment difficile à éliminer. Par exemple, Gary croit qu'il «doit être parfait.» Gary a admis que c'est l'une de ses croyances fondamentales et il a voulu tester si cette croyance en vaut vraiment la peine. Par conséquent, il a décidé d'écrire une liste d'avantages et d'inconvénients qu'il y a à vivre avec cette croyance, ce qui suit est ce à quoi il est parvenu:

Avantages de la vie avec cette croyance	Inconvénients de la vie avec cette croyance
D'autres personnes pourraient être impressionnées par mon travail	toutes mes réalisations ne m'aurai rendu jamais heureux (parce que personne n'est parfait)
Je pourrais obtenir plus que d'autres	Les gens auraient attendu beaucoup de moi
	Je n'aurais pas eu envie de faire de nouvelles choses
	Je n'aurais pas de temps libre parce que je devrai travailler pour m'améliorer
	Je serais incapable de faire quoi que ce soit à cause de ma peur de l'échec

Pour mesurer les avantages et les inconvénients associés à la vie avec une croyance dans le but de déterminer si vous devez changer ou non, Choisissez l'une de vos croyances de base, l'idéal ce serait que vous

preniez celle que vous avez du mal à abandonner. Imaginez ce que serait votre vie si vous continuez à vivre avec cette croyance. Notez les avantages et les inconvénients qu'il y a à vivre avec cette croyance. Une fois que vous avez terminé cet exercice modifiez votre croyance fondamentale en une croyance moins rigide, par exemple, «Personne ne pourra jamais m'aimer » pourrait devenir «Personne ne peut me valoriser si je ne m'apprécie pas moi-même.» Imaginez ce que serait la vie avec cette croyance, notez une fois de plus les avantages et les inconvénients de cette idée et une fois que vous avez terminé regardez ce que vous avez écrit. Quel scénario voulez-vous voir se réaliser?

Chapitre 6 – Il est Temps de passer à l'action

Espérons que vous êtes maintenant en mesure de vous forger de nouvelles croyances, plus équilibrées sur vous-même, sur les autres et sur le monde qui vous entoure. Même si vous avez peut-être réalisé que vos vieilles croyances étaient illogiques, vous pouvez toujours être aux prises avec croire que vos croyances nouvellement formées sont mieux. Parfois, la meilleure façon de nous montrer que nos nouvelles croyances sont mieux pour nous est de les mettre à l'épreuve dans le monde réel.

Par exemple, une vieille amie était convaincue la seule chose qu'on remarquait en la voyant c'était sa cicatrice au visage. La cicatrice n'était visible que si on la dévisageait de près et même dans ce cas, ça n'altérait en rien sa grande beauté. La façon dont elle se focalisait sur sa cicatrice était complètement inutile. Pourtant, elle a fait tout ce qu'elle a pu pour la cacher, que ce soit par des vêtements ou par le maquillage. A Chaque fois qu'elle consacrait du temps et des efforts pour couvrir sa cicatrice ça lui rappelait son existence. Dans son esprit, la minuscule marque est devenue plus moche et plus grande puis est devenue quelque chose de vraiment inesthétique qui devait être dissimulé, caché du monde.

Même si je lui ai dit qu'elle était à peine visible et que personne ne pouvait la trouver horrible à cause de cela, elle s'est tout de suite mise sur la défensive. Elle a dit que je lui disais ça parce que j'étais un ami et que je ne pouvais pas parler autrement.

Quand elle a fini par admettre ses sentiments je lui ai demandé de mettre sa croyance à l'épreuve. Un jour Elle a accepté, à contrecœur, de sorti avec sa cicatrice clairement visible. Le résultat a été que personne n'a semblé remarquer sa cicatrice et elle a admis que manifestement les gens n'ont pas remarqué sa cicatrice.

Si Elle avait continué à cacher sa cicatrice, elle n'aurait jamais été en mesure de faire cette expérience. Sa vision du monde et des autres aurait continué à être faussée. sa croyance a été brisée uniquement quand elle a été confrontée à la réalité. Actuellement, elle est toujours aux prises avec ses croyances bien qu'elle n'en soit pas consciente. Voyons quelques autres exemples de la façon dont nous pouvons remettre en question nos vieilles croyances et les remplacer par de nouvelles.

Nous avons vu Gary rechercher la perfection dans tout et il a décidé de tester sa croyance. Il a commencé par une tâche facile, dès le lendemain matin du jour où il a commencé à vouloir substituer son besoin d'être parfait par la nécessité de faire de son mieux, Gary a délibérément choisi une cravate qui ne correspondait pas à son costume.

Si vous vous souvenez, Gary travaille dans la publicité et donc ses collègues sont pointilleuses notamment sur les détails d'ordre esthétique; c'est la raison pour laquelle Gary a toujours fait un réel effort sur le plan vestimentaire. Gary s'attendait à ce que tout de suite ses collègues fassent lui des remarques sur son mauvais choix et le reprennent. En allant au travail Il se sentait nerveux, mais à sa grande surprise personne n'a semblé remarquer sa cravate et pas une seule personne ne lui a fait de remarque.

Espérant un changement, le lendemain Gary a décidé de faire quelque chose de plus difficile. Il a en effet laissé deux fautes d'orthographes dans un rapport qu'il devait terminer. Pour ne pas paraître stupide il avait l'habitude de vérifier à trois reprises et une fois de plus, il n'a eu aucun commentaire sur ses erreurs.

Après une semaine d'expériences de toutes sortes au bureau et même hors du bureau Gary a réalisé qu'il était temps d'abandonner son désir constant de perfection. Même s'il faisait les choses ci-dessus sans déployer tous ses efforts, il était toujours assez bon. Comme Gary continuait à faire son travail avec de petits changements et qu'il a remarqué à quel point il se sentait vraiment plus détendu au travail. Alors qu'il

ne voyait pas de réels changements dans son comportement, il a été très surpris le mois suivant lorsqu'il a reçu des compliments sur son travail, non seulement ses collègues, mais également son patron.

Il a juste fallu une semaine à Gary et à mon ami pour abandonner leurs anciennes croyances. Habituellement, les gens ont besoin de voir beaucoup de preuves avant de croire que leurs nouvelles croyances sont exactes ou que les anciennes ne sont plus valables. Si vous optez pour cette démarche à l'heure actuelle, préparez-vous à ce que ce soit assez long car il faudra beaucoup de temps et un effort conscient pour en venir à bout.

Rappelez-vous qu'il vous faudra y aller à petits pas pour tester certaines de vos nouvelles croyances. Par exemple Anna du chapitre 2 croyait que personne ne l'aimait, tout en voulant remplacer cette croyance négative par quelque chose de plus positif et à la suite de cela, elle a décidé, «certaines personnes m'aiment, d'autres personnes m'aiment aussi.» ça été difficile pour Anna de Test de ses croyances et elle a du le faire par petites étapes. La première a consisté à mettre une annonce sur un site de rencontres; à sa grande surprise en quelques jours, elle a reçu des réponses de plusieurs personnes. Cela a donné plus de confiance Anna et l'a poussée à se fixer plus de défis. Elle a invité à un de ses collègues et a demandé à une autre si elle l'aimait ou pas. Anna a toujours du mal à croire qu'il y a beaucoup de gens qui l'aiment. Elle a continué de penser que les gens voulaient juste être polis avec elles pour ne pas lui faire de mal. Chaque fois qu'elle a été confrontée à ce type de pensées, elle s'est contrainte à relever des défis plus difficiles elle-même. Elle en avait marre d'être misérable et seule, et sentait qu'il fallait qu'elle se prouve à elle-même que les choses n'étaient pas ce qu'elle pensait.

Pendant que vous débattez avec vos difficultés quotidiennes rappelez-vous la vie quotidienne est pleine de défis, il est donc important de se rappeler que les choses pourraient ou sont plus susceptibles d'aller mal à parfois et il y aura des moments où votre vie ne sera pas gaie.

Pensez aux défis auxquels vous êtes confrontés et à ce que vous essayez d'accomplir. Qu'est-ce qui pourrait aller mal si vous continuez? Notez-le afin que vous puissiez avoir un plan d'action à suivre si ces événements se produisent.

Un des moyens de démontrer que vos vieilles croyances ne sont pas exactes est de choisir l'un de vos croyances de base que vous avez du mal à abandonner ou qui vous cause beaucoup de problèmes dans votre vie quotidienne. Pensez aux différentes façons dont vous pouvez tester cette croyance dans la vie quotidienne. Commencez par une tâche facile, puis intensifiez la difficulté. Pensez à noter les défis possibles que vous pourriez vous fixer et comment vous allez les surmonter si ils se présentent. Faites-le, avec plusieurs de vos croyances jusqu'à ce que vous sentez à l'aise et confiant avec l'ensemble du processus.

En plus d'utiliser des plans d'action pour affronter vos vieilles croyances, il est également possible de les utiliser pour résoudre les problèmes auxquels vous êtes confrontés. Par exemple, vous pourriez rédiger un plan d'action si vous voulez perdre du poids, trouver un autre emploi et ainsi de suite.

Chapitre 7 – Prévenir les rechutes lorsque tout s'arrête

Il n'est pas rare de voir les gens faire des progrès constants tout en guérissant de la dépression, et plus encore quand ils commencent leur voyage vers la rémission mais ce rythme dure rarement longtemps. Pendant quelques semaines, vous aurez l'impression de ne pas faire de progrès du tout, vous avez peut-être même déjà atteint ce point où vous avez le sentiment que vous êtes tombé directement dans les profondeurs sombres et profondes de la dépression. Ne vous inquiétez pas car cela est tout à fait normal, d'autres sont passés par là donc ne vous sentez pas découragés continuez simplement à travailler sur votre rétablissement car ; un jour vous retrouverez votre chemin.

Il y a beaucoup de choses que vous pouvez faire pour vous assurer que vous faites des progrès. Pour commencer, vous-êtes vous fixé des objectifs clairs, faciles à mesurer, puisque c'est le seul moyen de voir si vous faites vraiment des progrès. Plutôt que de dire que vous souhaitez être plus actif, fixez vous comme objectif de prendre part à certains exercices à l'extérieur de chez vous trois fois par semaine.

Assurez-vous que vous remplissez toutes les étapes évoquées dans les chapitres précédents puisque la tenue d'un carnet de progrès est une grande source de motivation. Une fois que vous commencez à vous sentir mieux il devient facile de sous-estimer la dépression que vous avez ressentie un mois plus tôt. Lorsque vous êtes sur la voie de la rémission, vous pouvez avoir l'impression de ne plus faire plus de progrès. Cependant, il vous suffit de vous retourner et de regarder de l'autre côté pour voir la distance que vous avez parcourue, mais il est facile de ne pas voir les choses de cette façon et de fermer les yeux sur ce que vous avez déjà accompli.

Faites tout pour avoir des attentes réalistes et sachez que la récupération peut prendre plus de temps que vous pouvez avoir imaginé.

Assurez-vous que vous prenez votre temps et n'essayez pas de faire de trop grandes étapes si vous n'êtes pas prêt à le faire.

Regardez l'environnement, peut-être votre famille et vos amis vous considèrent comme une personne dépressive qui exige constamment leur aide. Ça peut être vraiment déconcertant Pour eux de vous voir comme une personne indépendante et capable. Si c'est le cas, il faut vraiment que vous parliez à votre famille et vos amis pour leur dire combien vous appréciez qu'ils vous aident à vous rétablir.

Il se peut aussi que vous soyez votre pire ennemi car vous avez été déprimé pendant si longtemps que vous avez peur d'intégrer la société. Si cela vous semble familier, vous devez faire face à vos peurs et commencer à voir à quoi la vie ressemblerait si vous n'étiez plus déprimé.

Il est également possible que vous n'ayez pas identifié toutes vos croyances et cela pourrait être une entrave pour vos progrès, si cela vous semble familier continuez à travailler sur les exercices qui tournent autour de croyances de base et les pensées automatiques.

Une fois que vous avez fait tout cela, si vous trouvez que vous ne faites pas de progrès, alors il est temps de prendre rendez-vous avec un professionnel de la santé mentale qui peut davantage vous aider sur votre chemin de la guérison.

Prévenir une rechute

Quand quelqu'un passe par un épisode dépressif, ses chances d'en avoir un autre augmentent et ce pour le reste de sa vie, il risque de retomber dans la dépression. C'est pour cette raison que vous devez apprendre à reconnaître les signes qui peuvent indiquer que vous êtes sur le point d'être déprimé pour que vous puissiez réagir à temps et éviter une rechute.

Pour cette raison, il est essentiel que vous établissiez un programme de prévention des rechutes et même si maintenant que vous vous sentez enfin mieux, la dépression est probablement la dernière chose à

laquelle vous voulez penser; il vous faut encore apprendre à écouter votre corps et votre esprit.

Reconnaître les situations à haut risque

Pensez aux personnes ou aux situations face auxquelles vous vous sentez anxieux ou déprimé. Ça peut être une réunion de famille où vous savez que tout le monde va être curieux de connaitre votre état de santé ou votre situation amoureuse. Sinon, ça pourrait être qu'en faisant du shopping pour acheter de nouveaux vêtements vous vous rendez compte que vous avez pris beaucoup de poids, ce qui vous fait vous sentir mal. Il y a beaucoup de situations qui sont susceptibles d'être des déclencheurs pour vous et ce sont ces situations auxquelles vous devez prêter attention. Notez-les car elles sont vos zones à haut risque et celles que vous devez planifier pour que vous sachiez ce qu'il faut faire et comment réagir si votre humeur baisse.

Vos signes avant-coureurs

Apprenez à lire vos signes avant-coureurs qui indiquent que vous êtes sur le point d'entrer dans la dépression. Lorsque vous êtes déprimé vous dormez un peu plus, vous mangez plus, votre apparence change, vous devenez irritable, vous arrêtez d'appeler vos amis, etc. Notez les choses que vous faites habituellement quand vous tombez dans un épisode dépressif.

Plan d'action

Quand vous voyez un ou plusieurs de vos signes avant-coureurs, il y a certaines choses que vous pouvez faire pour vous éviter tout risque de rechute. Remplissez vos listes et vos documents de travail et assurez-vous que vous participiez à des activités de détente. Soyez sociable et faites des choses hors de la maison.

Lorsque vous ne vous sentez pas déprimé finissez l'exercice suivant. C'est un exercice important, car il vous permet de regarder en toute objectivité votre comportement et vos pensées. Notez vos situations à

hauts risque et tous vos signes de dépression. Assurez-vous que vous avez pensé à ce que vous aurez à faire pour résoudre ces problèmes. Par exemple, vous pouvez décider d'entre en contact avec des groupes de soutien à la dépression situés près de chez vous dès que vous commencez à voir des signes de dépression.

Jetons un coup d'œil à un document de travail rempli pour ce genre de situations, et cela va également vous servir de modèle pour remplir le votre.

Situations à hauts risques	**Plan**
Fréquentations	Me Rappeler que ce n'est qu'un rendez-vous et cesser d'analyser et de planifier notre avenir ensemble
Acheter des vêtements	S'efforcer d'avoir un poids satisfaisant avant d'aller faire les courses
Rendre visite à maman	Être ferme et sûr de moi, ne pas la laisser se mêler de ma vie
trop Manger	Faire encore les exercices du livre
Être moins actif	Sortir et participer à des groupes de soutien
Éviter tout contact avec la famille et les amis	Appeler les amis et organiser une activité à faire ensemble

Chapitre 8 - Quand rechercher de l'aide auprès d'un professionnel

Bien qu'il soit possible de travailler avec ce livre sans aide extérieure, vous pourriez peut-être trouver l'ensemble du processus beaucoup plus facile avec l'aide d'un professionnel ou un thérapeute de la santé mentale car ils seront en mesure de vous guider dans votre démarche et de veiller à ce que vous restiez sur la bonne voie. Si vous souffrez de dépression sévère et vous pensez à vous blesser, je vous recommande de demander immédiatement de l'aide auprès d'un professionnel. Si vous trouvez que vous pensez vraiment à faire vous blesser, vous devez aller au service d'urgence le plus proche ou appeler le numéro d'urgence où un spécialiste de la santé qui sera en mesure de vous conseiller immédiatement sur la façon dont vous devez gérer la situation.

Si vous trouvez que malgré tous vos efforts, vous ne faites pas de progrès sur la voie de la guérison, il vaut probablement mieux demander l'aide d'un thérapeute car ils sont formés et seront en mesure d'expliquer pourquoi vous ne faites pas de progrès.

Lorsque vous décidez de chercher de l'aide auprès d'un professionnel, il est vraiment important de s'assurer que le thérapeute soit autorisé à exercer dans votre région et aussi qu'il soit un spécialiste en thérapie cognitivo-comportementale. Bien qu'il soit possible de se soigner soi-même de la dépression, vous pouvez avoir besoin d'une aide supplémentaire des professionnels, des antidépresseurs et peut-être même d'un groupe de soutien.

Rappelez-vous qu'il faut du temps pour obtenir des changements notables par conséquent, ne vous précipitez pas ou ne vous découragez pas si au début vous ne voyez pas de changements et je comprends parfaitement que vous ayez envie de vous libérer de la dépression

La Dépression

Comment guérir et surmonter la dépression

David Werber

immédiatement, mais en prenant votre temps, vous aurez de meilleurs résultats à long terme.

N'abandonnez pas, ça peut prendre un certain temps, mais vous ferez des progrès et au bout du compte vous serez quelqu'un de plus stable et vous serez plus heureux.

Conclusion

Je tiens à vous féliciter d'avoir fini ce livre. Le chemin que vous avez parcouru a été difficile, je suis sûr que vous avez travaillé dur et je suis très fier de vous. Cependant, votre voyage ne se termine pas ici; la maladie mentale devrait toujours rester une priorité dans votre vie.

J'espère que ce livre a été instructif et que vous l'avez trouvé utile pour que vous suiviez votre propre chemin et que vous viviez pleinement votre vie avec désormais avec plus d'assurance.

Bonne chance pour le début du premier chapitre de votre nouvelle vie.